이것이 체질이다

이것이 체질이다

부카

서두

　이제마의 『동의수세보원』을 공부한지 10년이라는 시간이 흘렀습니다.
　사상의학을 임상에 적용하는데 있어 가장 어려운 부분이 체질을 진단하는 것이었습니다.
　'이 환자는 무슨 체질일까?'
　체질에 대해서 처음 듣는 환자에게 1~2분 남짓한 시간에 이해를 시키고 무슨 체질인지를 스스로 알게 하는 것이 생각만큼 쉬운 일은 아니었습니다.
　맥진이나 의사의 관점에서 일방적으로 '당신은 이 체질입니다.'라고 이야기 하는 것보다는 누구나 이해가 되고 납득이 가는 체질 진단을 추구하고 있습니다.
　'환자분이 생각하시기에 본인이 이 체질 같지 않으신가요?', '네, 맞아요. 저는 이 체질이네요.'
　여러 시행착오를 겪고 나서 '이제 이 정도면 임상에서 사용하기 적당하지 않을까?' 판단이 되어 미흡하지만 소정의 결과물을 공유해 보려합니다.

이 책은 사상의학을 공부하는 동료 한의사들뿐만 아니라 일반인들도 쉽게 이해할 수 있도록 썼습니다. 실제로 환자를 이해시켜야 하는 일이기에 일반인의 관점에서 쉽게 풀어쓰긴 했지만 사상의학을 오래 공부해 온 분들에게도 '아, 이게 이런 의미였구나.' 하는 부분들이 제법 있을 것으로 생각합니다. 본격적으로 체질을 이야기하기에 앞서 이제마 선생님이 쓰신 〈격치고〉 맨 앞장에 나오는 문구를 인용해 봅니다.

"격물치지라 하면서 어려운 초고를 가지고 말하게 된 것은 이 〈격치고〉가 격물치지하지 않은 것은 아니지만 본대로 그때그때 기록한 것이라 글이 조잡하면서 거칠고, 말의 의미를 혹 함부로 요약하여 세상에서 옆으로 다닐 수는 있지만 똑바로 다닐 수는 없기 때문이다. 이는 충성과 믿음이 덕을 쌓는 데까지 철저하지 못했고, 진실을 확립함이 글을 가다듬는 데까지 완벽하지 못했기 때문이다. 그러나 만약 이 글이 진실로 격물치지할 수 있게 하여 쪽빛보다 푸른 청색이 쪽빛에서 나오게 된다면 이 격치고 역시 곽외의 죽은 천리마와 같은 역할을 하지 않겠는가?"

나의 책 역시 부족한 점이 많지만 곽외의 죽은 천리마와 같은 역할을 할 수 있기를 바랍니다.

곽외의 죽은 천리마

옛날 어느 왕이 천금도 아끼지 않고 천리마를 구하려했으나[千金市馬] 3년 동안 허탕만 치길래 한 사람이 왕을 대신해 나섰는데, 뜬금없이 죽은 천리마의 뼈를 오백금에 사왔다[買死馬骨五百金而還]. 왕이 무슨 짓거리냐고 화를 내자 그 사람은 "죽은 천리마의 뼈를 오백금에 샀으니, 이제 사람들이 '산 천리마는 대체 얼마에 팔릴까' 궁금해할 것"이라고 답했는데, 과연 1년도 지나지 않아 세 사람이 천리마를 팔겠노라고 왕을 찾아왔다 한다.

서두 7

CONTENTS

서두 ·· 4

I. 간단히 알아보는 사상 체질

스스로 알아보는 나의 체질? ············ 12
1. 소양인 ································· 13
2. 태음인 ································· 14
3. 소음인 ································· 15
4. 태양인 ································· 16

II. 왜 4개의 체질로 나뉘는가?

1. 봄 ····································· 22
2. 여름 ··································· 23
3. 가을 ··································· 24
4. 겨울 ··································· 26

III. 사상체질에 나타나는 에너지의 형태

사상체질에 나타나는 에너지의 형태 ········ 30

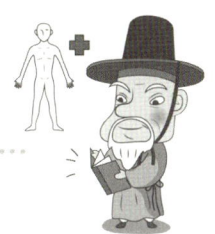

Ⅳ 기후와 사상체질
1. 더운 지방 사람들(소양인) ·················· 41
2. 추운 지방 사람들(태음인) ·················· 46
3. 농경 지대 사람들(소음인) ·················· 51
4. 교역 지대 사람들(태양인) ·················· 54

Ⅴ 진료, 상담, 그리고 담소
1. 체질상담 ·· 58
2. 에피소드 ·· 71
3. 체질별로 좋아하는 말 ································ 79

Ⅵ 수세보원 속 마음 챙김
1. 조급한 마음 ·· 84
2. 겸손해라 ·· 85
3. 베풀어라 ·· 87
4. 존기심 책기심(存其心 責其心) ················ 88

맺음말 ·· 94

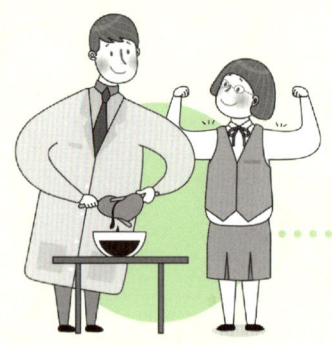

I

간단히 알아보는 사상 체질

스스로 알아보는 나의 체질은?
1. 소양인
2. 태음인
3. 소음인
4. 태양인

I

간단히 알아보는 사상 체질

먼저 체질에 대한 개략적인 내용들부터 간단하게 알아보자.

실제로 우리 한의원에서 체질 진단을 할 때 읽어보는 자료이다. 체질에 대한 기본적인 지식이 전혀 없는 상태에서도 짧은 시간에 나의 체질이 어디에 속하는지 알 수 있도록 하기 위해서 만든 것이다.

스스로 알아보는 나의 체질?

지금부터 나의 체질이 무엇인지 알아보도록 하겠습니다.

쉽게 설명하였으니 편하게 읽어보세요.

체질은 태양인, 태음인, 소양인, 소음인 이렇게 4가지로 나뉩니다. 저마다 체형도 다르고 성향도 다릅니다. 체질별로 간략하게 설명하겠습니다.

① 소양인

4개의 체질 중에서 가장 알아보기 쉽고 그 수도 많습니다. 30% 정도가 이 체질에 해당합니다.

화살표의 방향이 위로 가 있죠. 위로 올라가는 에너지가 많기 때문에 어깨, 가슴이 발달한 반면 엉덩이가 가볍습니다.

엉덩이가 가벼운 사람은 한 자리에 오래 머무르려고 하지 않아요. 신속하고 민첩하게 이동합니다. 그러기 위해서 엉덩이가 가벼워 진거지요.

가만히 있지를 못해요, 뭐라도 해야지. 그래서 자꾸 일을 벌입니다. 눈치가 빠르고 행동이 빨라요.

물론 성격도 급해요.

"결론부터 말해라."

이런 식이죠. 순간적인 판단력이 좋아요. 갑자기 손님이 와~ 몰려와도 잘 처리합니다.

소양인은 용감합니다. 겁이 없어요.

남들보다 앞서 나가야 합니다.

뒤처지는 느낌을 싫어합니다.

소양인은 텐션이 높아요. 팽팽하게 당겨진 활시위와 같습니다. 텐션이 떨어지면 안 되요.

임팩트 있게!! 텐션 있게!!

② 태음인

4가지 체질 중에서 가장 많은 체질이 바로 태음인입니다. 50% 정도가 이 체질에 해당합니다.

화살표가 안쪽으로 가 있죠? 모으는 에너지가 많은 거예요.

안정적입니다. 하나하나 차곡차곡 쌓아나가죠. 위험해지지 않도록 안정적이고 안전하게 진행하려고 합니다.

안으로 모으고, 지키고, 벗어나지 않아요. 그래서 결실을 맺고, 성취를 잘 합니다.

가이드라인이 있거나 지정된 매뉴얼이 있으면 누구보다 잘 해냅니다.

엉덩이가 무거워요. 한번 자리를 잡으면 오래오래 유지합니다. 자꾸 바꾸거나 하지 않아요. 진득합니다. 그렇기 때문에 거처를 정할 때는 신중하게 결정합니다.

서론 본론을 거쳐서 가장 중요한 결론은 마지막에 이야기합니다.

오래도록 버리지 않고 갖고 있는 물건들이 많습니다.

신발 끈이 느슨하게 풀어지면 안 되듯이 단단하게 묶어 두려 합니다.

'놓치지 않을 거예요.'

③ 소음인

4가지 체질 중에서 그 수가 많지 않아요. 20% 정도가 이 체질에 해당합니다.

화살표가 아래로 가 있죠. 아래로 내려가는 에너지가 많기 때문에 어깨, 가슴이 넓지 않은 반면 엉덩이는 발달해 있어요.

다른 체질에 비해서 에너지를 만들어내는 양이 적기 때문에 가급적 힘의 낭비가 없도록 효율적으로 사용하려 합니다.

힘들어지거나 복잡해지지 않도록 쉽고 간편하고 행동이 자연스럽습니다.

몸이 수고스럽지 않게 준비를 해두고 여럿이 일을 나누어서 효율성을 극대화합니다.

익숙한 것, 친숙한 것, 그래서 편한 것을 좋아합니다.

반복해서 듣고 보고합니다. 지겹다기보다 익숙한 느낌을 좋아합니다.

처음 보는 사람과의 만남은 다소 어색하지만 친숙한 내 사람들은 잘 챙겨요.

텐션이 낮아요. 대신 신축성이 좋은 스판 바지처럼 부드럽고 유연합니다.

구렁이 담 넘듯이 자연스럽게. 스르륵~

④ 태양인

태양인은 0.1%미만으로 그 수가 아주 적다고 합니다. 개인적으로도 단 한명밖에 만나보지 못했고 체질을 알기 이전에 만나보아서 그 특성을 자세히는 기억을 하지 못해요.

거의 없다고 생각하고 우선 배제하고 진단을 합니다.

성향상으로는 소음인과 반대되는 듯합니다. 친숙한 사람들보다는 익숙하지 않은 사람들과의 만남과 교류가 더 편한 걸까요?

※살짝 돌려서 보세요.

알기쉬운 체질진단

・태음인:

황소표가 안정으로 말하죠.
안정책입니다. 자꾸자꾸 쌓아나가죠.
앉으로 지키고 모으고 벗어나지 않아요.
결실을 맺고 성취를 잘 합니다.
가야드나일이 있거나 지킴이건 배누움이
있다면 누구부터도 잘 합니다.
일이가 무거워요, 먼저 자리를 잡으면
오래오래 유지합니다.
신중하게 결정해요.
서른 분은 끝까지 중요한 이야기는
매직약에 해요.
오래도록 버리지 않고 갖고 있는 물건이 있어요.
신발인이 느긋해 풍어이지면 만득함이
있어야 해요, 꾸준히, 땀심이 힘이 떨어지면
단단하게 꽂아야해합니다.

・소양인:

황소표가 위로 향하죠.
아에, 가슴이 약간한 면영
양심이가 가벼워요.
한자리에 오래오래 머무르지 않아요.
신속하고 민첩하게 이동해요.
가만히 못있어요, 빗어도 쉬워지
차분히 앉음 맞답니다.
눈치가 빠르고 행동이 빨라요.
성적이 급해요. "갔부터 알려라."
순간적인 민감함이 좋아요.
갑자기 손님이 와 돌려라도 잘 차려내기
용감합니다. 깊이 없어요.
남들보다 먼저 나아가기도 합니다.
날카지지 않고 둥글게 살아야 합니다.
태음인 놓아야, 형후해게 남겨졌 찾게이와
얻어야 좀, 땀심이 힘이 돌어지면 운은
부드럽고 유순합니다.

・소음인:

황소표가 아래를 향하죠.
아에, 가슴은 넣지 않으니
양심이가 팔랑했어요.
담고, 간편하고 자은순라워요.
구럼이 단 넘어.
몸이 수고스러지 않게 준비를 해두고
여간이 많을 나누어서 효율성을
극대화합니다.
익숙한 것, 친숙한 것, 그래서 범한 것.
변화에서 보주 듣고옵니다.
지립자기 보다 익숙해요.
개별을 보는 사람들과의 만남은 다소
여색하지만 진솔한 내 사람들을
잘 살겨요, 땀심이 낮아요.
대신 순옥심이 좋은 소년비지러
부드럽고 유순합니다.

I. 간단히 알아보는 사상 체질 17

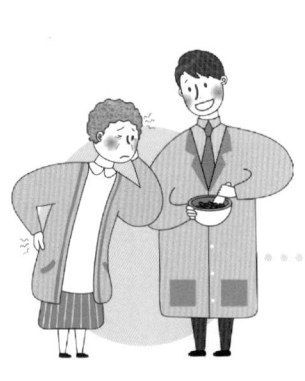

II

왜 4개의 체질로 나뉘는가?

1. 봄
2. 여름
3. 가을
4. 겨울

왜 4개의 체질로 나뉘는가?

4개의 체질에 대해서 본격적으로 이야기하기에 앞서 체질이 왜 4개로 나뉘는지에 대해서 말해 보려고 한다. 3개도 아니고 5개도 아니고 하필이면 4개로 나뉘는 이유가 무엇일까?

태극이 음양으로 나뉘고 음양이 또다시 둘로 나뉘어 4개가 되었다고 하는데, 이렇게 어려운 말들은 한의사인 나도 잘 알아듣지 못하기 때문에 쉽게 풀어보겠다. 계절이 4개로 나뉘는 이유와 같다고 생각을 한다. 우선 계절이 4개로 나뉘게 된 이유부터 살펴보자.

계절이 봄, 여름, 가을, 겨울 4가지로 나뉘는 건 자연계의 에너지가 승, 강, 완, 속 하는 4가지 형태로 존재하기 때문이다.

이 〈승강완속〉이라는 것은 이 책을 통틀어서 가장 중요한 개념이기에 꼼꼼히 읽어보기를 바란다.

화살표의 방향으로 이해하는 게 쉬울 것이다.

승(昇.오를 승)은 위로 ↑
강(降.내릴 강)은 아래로 ↓
완(緩.느슨할 완)은 밖으로 ↖
속(束.묶을 속)은 안으로 ⇒

승, 강, 완, 속, 이 4가지로 체질에 대한 모든 것을 설명하려고 한다.

자연계에 존재하는 에너지는 4가지 형태이다. 위로 올라가는 것이 있고, 아래로 내려오는 것이 있고, 안으로 모아주는 것이 있으며, 밖으로 흩어주는 것이 있다.

위로 올라가는 에너지가 많은 계절이 있고,
아래로 내려오는 에너지가 많은 계절이 있고,
안으로 모아주는 에너지가 많은 계절이 있고,
밖으로 흩어주는 에너지가 많은 계절이 있다.

그래서 봄, 여름, 가을, 겨울이 다르고 체질도 4가지로 다른 것이다.

① 봄

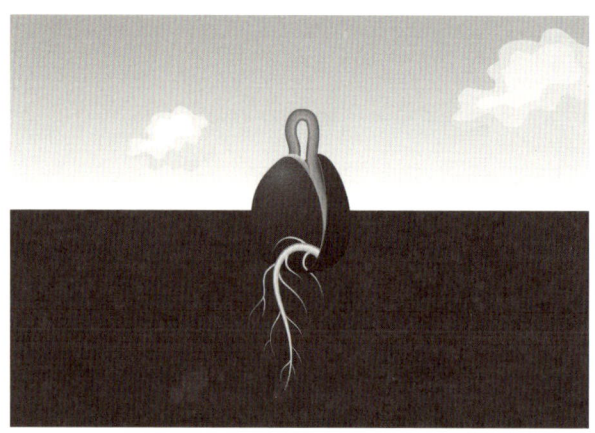

완(緩.느슨할 완)한 에너지부터 살펴보자. 밖으로 흩어주는 에너지이다.

완한 에너지, 밖으로 흩어주는 에너지는 봄에 가득하다.
봄엔 씨앗에서 싹이 터 나온다. 커다란 나무도 처음엔 작은 씨앗에서 시작이 되었다.
이 작은 씨앗 안에 커다란 생명력이 응축되어 있는 것이다.
씨앗에서 싹이 터나오려면 그 안에 응축되어 있던 것을 느슨하게 풀어 놓아야 한다.

그러니까 방향이 밖으로 향해야 하는 것이다. 그것을 풀어주어야 하니까.

그래서 봄에 완(緩)한 에너지가 많다.

② 여름

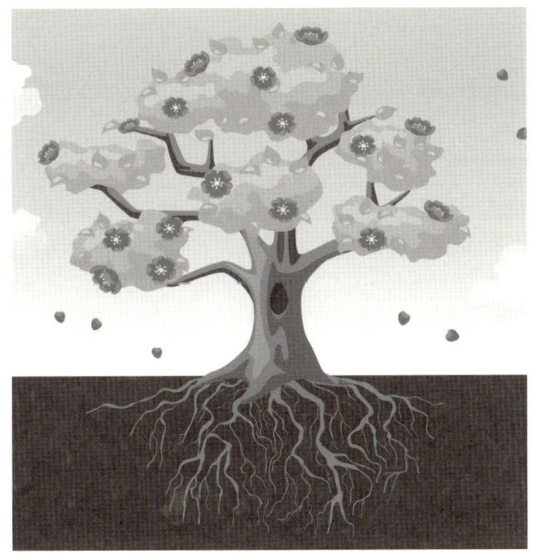

두 번째로 승(昇.오를 승 ↑) 한 에너지를 살펴보자. 위로 올려주는 에너지이다.

승한 에너지, 위로 올려주는 에너지는 여름에 가득하다.

여름은 햇살이 무척이나 뜨거운 계절이다. 봄에 싹이 텄다면 여름엔 잎이 무성하게 자라나는 계절이다. 진한 녹색의 잎이 뒤덮은 울창한 산림을 상상해보라.

하늘에서 오는 태양의 뜨거운 에너지를 많이 받기 위해서 잎이 무성해진 거라고 생각한다.

잎이 무성해지기 위해서는 방향이 위를 향해야 할 것이다.

여름은 텐션이 높은 계절이다.

그래서 여름엔 승(昇)한 에너지가 많다. ↑

③ 가을

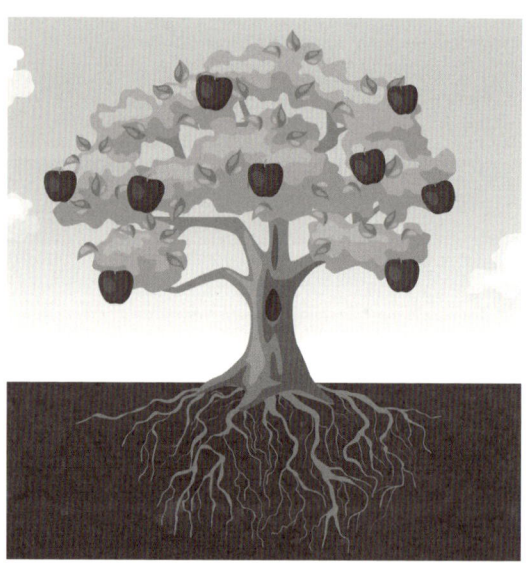

세 번째로 속(束.묶을 속 ⇒)한 에너지를 살펴보자. 안으로 모아주는 에너지이다.

밖으로 흩어주는 완한 에너지와 방향이 반대이다. 작용하는 것도 반대의 모습을 하게 된다.

속한 에너지, 안으로 모아주는 에너지는 가을에 가득하다.

가을은 잎이 누렇게 물들어가고 열매를 맺는 계절이다.

여름내 모아두었던 에너지로 열매를 맺기 위해서는 기운을 응축시켜야 한다.

봄엔 응축된 에너지를 풀어주었다면 가을엔 흩어진 에너지를 한 곳으로 응축시켜야 한다.

그러기 위해선 방향이 안으로 향해야 된다. 모아주어야 하니까.

그래서 가을엔 속(束)한 에너지가 많다. ⇒

④ 겨울

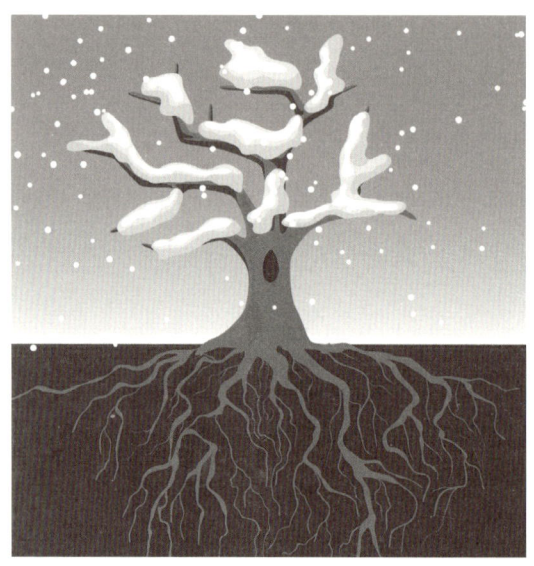

마지막으로 강(降.내릴 강⬇)한 에너지를 살펴보자. 아래로 내려주는 에너지이다.

위로 올려주는 승한 에너지와 방향이 반대이다. 작용하는 것도 반대의 모습을 하게 된다.

강한 에너지, 아래로 내려주는 에너지는 겨울에 가득하다.

여름내 무성했던 잎들은 가을에 낙엽이 되어 떨어지고 겨울이 되면 앙상한 가지만 남게 된다. 여름처럼 태양이 강렬하지 못하기 때문에 더는 하늘로부터 에너지를 기대할 수가 없다.

하늘이 추워져서 이제는 땅의 에너지를 받아야 하기에 뿌리가 굵어지는 계절이라 할 수 있다. 뿌리가 굵어지기 위해서는 방향이 아래를 향해야 하는 것이다.

 겨울은 텐션이 낮은 계절이다.

 그래서 겨울엔 강(降)한 에너지가 많다. ↓

 이렇듯, 계절이 4가지로 나뉘는 건 에너지가 승, 강, 완, 속 4개로 나뉘기 때문이다.

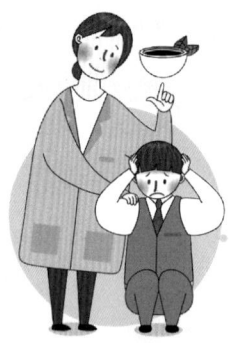

III

사상체질에 나타나는 에너지의 형태

사상체질에 나타나는 에너지의 형태

이제 이러한 에너지의 형태가 4개의 체질에서는 어떠한 모습을 나타내게 되는지 알아보자.

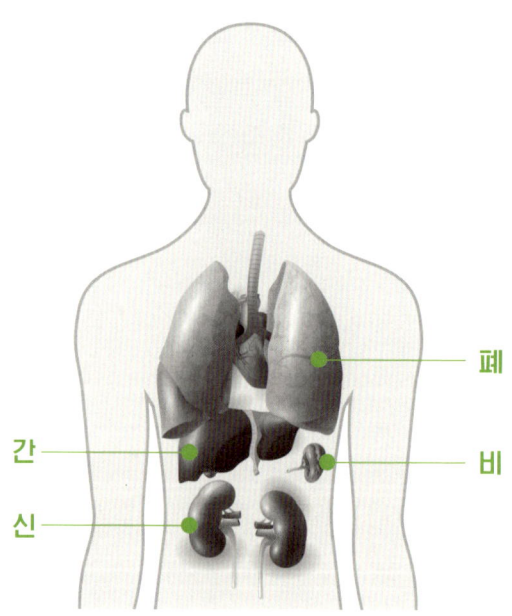

4계절 중에 내 안에는 어떤 계절이 가득할까?

봄, 여름, 가을, 겨울 계절의 순서대로 살펴보도록 하자.

우선 봄에 가득했던, 완한 에너지가 많은 체질부터 살펴보자.

> 완한 에너지가 많으면 스스로를 밖으로 드러내려고 하고 풀어놓으려 하고 벗어나려고 하는데 이러한 체질을 태양인이라 한다. 목(木)의 기운이 많다고 하고 이를 저장하는 폐(肺)가 크다고 한다.

완한 에너지를 목(木)의 기운이라고 부른다. 목화토금수 할 때의 그 목이다.

완한 에너지가 가득한 이유는 목의 기운을 저장하는 폐가 크기 때문이다.

수세보원에 따르면 태양인은 폐대간소(肺大肝小)하다고 되어 있다.

목의 기운을 저장하는 폐가 크고 금의 기운을 저장하는 간이 작기 때문에 완한 에너지는 가득하고 속한 에너지는 적다고 할 수 있다.

태양인에게 좋은 약재들은 속한 에너지가 많은, 금의 기운이 가득한 약재들이다.

체질별로 가득한 에너지와 부족한 에너지가 다르기 때문에 각자의 체질에 맞는 약재들을 사용해야 한다.

두 번째로 여름에 가득했던, 승한 에너지가 많은 체질을 살펴보자.

> 승한 ↑에너지가 많으면 텐션이 높고, 자꾸만 일을 벌이려고 하는데 이러한 체질을 소양인이라 한다. 화(火)의 기운이 많다고 하고 이를 저장하는 비(脾)가 크다고 한다.

승한 에너지는 화(火)의 기운이라고 부른다.

승한 에너지가 많은 이유는 화의 기운을 저장하는 비(脾)가 크기 때문이다.

수세보원에 따르면 소양인은 비대신소(脾大腎小)하다고 되어 있다.

화의 기운을 저장하는 비가 크고 수의 기운을 저장하는 신이 작기 때문에 승한 에너지는 가득하고 강한 에너지는 적다고 할 수 있다.

소양인에게 좋은 약재들은 강한 에너지가 많은, 수의 기운이 가득한 약재들이다.

체질별로 가득한 에너지와 부족한 에너지가 다르기 때문에 각자의 체질에 맞는 약재들을 사용해야 한다.

세 번째로 가을에 가득했던, 속한 에너지가 많은 체질을 살펴보자.

> 속한 ⇨ 에너지가 많으면 안으로 모으고 지키고 벗어나지 않도록 묶어두는데 이러한 체질을 태음인이라 한다. 금(金)의 기운이 많다고 하고 이를 저장하는 간(肝)이 크다고 한다.

속한 에너지는 금(金)의 기운이라고 부른다.

속한 에너지가 많은 이유는 금의 기운을 저장하는 간이 크기 때문이다.

수세보원에 따르면 태음인은 간대폐소(肝大肺小)하다고 되어 있다.

금의 기운을 저장하는 간이 크고 목의 기운을 저장하는 폐가 작기 때문에 속한 에너지는 가득하고 완한 에너지는 적다고 할 수 있다.

태음인에게 좋은 약재들은 완한 에너지가 많은, 목의 기운이 가득한 약재들이다.

체질별로 가득한 에너지와 부족한 에너지가 다르기 때문에 각자의 체질에 맞는 약재들을 사용해야 한다.

Ⅲ. 사상체질에 나타나는 에너지의 형태

마지막으로 겨울에 가득했던, 강한 에너지가 많은 체질을 살펴보자.

강한 ↓ 에너지가 많으면 텐션이 낮고, 부드럽고 유연하며 자연스러운 것을 추구하는데 이러한 체질을 소음인이라 한다. 수(水)의 기운이 많다고 하고 이를 저장하는 신(腎)이 크다고 한다.

강한 에너지는 수(水)의 기운이라고 부른다.

강한 에너지가 많은 이유는 수의 기운을 저장하는 신이 크기 때문이다.

수세보원에 따르면 소음인은 신대비소(腎大脾小)하다고 되어 있다.

수의 기운을 저장하는 신이 크고 화의 기운을 저장하는 비가 작기 때문에 강한 에너지는 가득하고 승한 에너지는 적다고 할 수 있다.

소음인에게 좋은 약재들은 승한 에너지가 많은, 화의 기운이 가득한 약재들이다.

체질별로 가득한 에너지와 부족한 에너지가 다르기 때문에 각자의 체질에 맞는 약재들을 사용해야 한다.

전통적인 한의학에서는 오장육부를 오행에 배속하기를 간은 목, 심은 화, 비는 토, 폐는 금, 신은 수에 배속을 하지만 사상의학에서는 폐를 목에, 비를 화에, 간을 금에, 신을 수에, 심을 중심인 토에 배속한다.
※폐, 비, 간, 신 4장(臟)은 목, 화, 금, 수 4가지의 에너지(氣)를 각각 저장하는 창고이다. 선천적으로 창고의 크고 작음이 다르게 태어나면서 체질이 정해지는 것이다.

人禀臟理, 有四不同.
肺大而肝小者, 名曰太陽人.
肝大而肺小者, 名曰太陰人.
脾大而腎小者, 名曰少陽人.
腎大而脾小者, 名曰少陰人.
- 동의수세보원, 사단론 中에서 -

〈승강완속〉의 개념이 이해가 되었을 것이라 생각한다.

위로, 아래로, 안으로, 밖으로 향하는 방향성이 4가지이기 때문에 계절도 4가지로 나뉘고 체질도 4가지로 나뉘고 처방도 4가지로 나뉘는 것이다.

몇 번 반복해서 읽다보면 쉽게 이해가 되리라 생각한다.

4계절 중에 내 안에는 어떤 계절이 가득할까?

태양인은 봄이 가득할 것이고
소양인은 여름이 가득할 것이고
태음인은 가을이 가득할 것이고
소음인은 겨울이 가득할 것이다.

체질과 계절,
그리고 **승강완속.**
결국 사상체질의 근본은 승강완속이다.

쉬어가는 코너

소양인이 물었다.
"원장님 건강이 최고 아닙니까?"

내가 답하였다.
"생강을 말린 것이 건강입니다. 소음인 약재이구요, 대표님은 소양인이라서 다른 것을 드셔야 합니다."

"네?!"

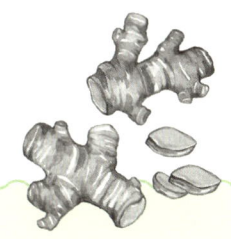

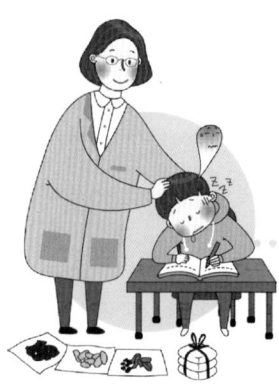

IV

기후와 사상체질

1. 더운 지방 사람들(소양인)
2. 추운 지방 사람들(태음인)
3. 농경 지대 사람들(소음인)
4. 교역 지대 사람들(태양인)

Ⅳ 기후와 사상체질

앞의 내용이 다소 무거웠을 수도 있다.

쉽게 풀어쓰려고 노력했으나 익숙하지 않은 한자들이 있어 다소 어렵게 느껴질 수도 있었을 것이다.

이번 장은 읽다보면 재미를 느낄 수 있을 것이다.

체질별로 성향이 다른 이유를 승강완속이나 방향성이 아닌 다른 이유로 풀어나가 보려 한다.

사실 이번 장의 내용들이 개인적으로도 가장 좋아하는 이야기이다.

천천히 읽어보기를 권한다.

> 북쪽은 눈이 내리는 추운 지방이고, 남쪽은 비가 많은 더운 지방이라는 가정을 하고 더운 지방에 사는 사람들과 추운 지방에 사는 사람들의 삶을 들여다보기로 하자.

① 더운 지방 사람들(소양인)

뜨거운 태양과 풍부한 강수량 때문에 식물이 자라기 적합한 환경이고 곳곳에 먹음직스러운 과일들이 주렁주렁 열려있는 모습이 보는 것만으로도 풍성함을 느낄 수 있다.

- 굳이 밭을 갈고 농경지를 준비해 둘 필요가 없다.
  (소음인 성향, 준비를 미리 해 둔다.)

- 여기저기 먹을거리가 널려있으니 이곳저곳 재바르게 돌아다니기만 해도 음식물을 충분히 확보할 수가 있다. 덩치가 작고 재빠른 짐승들을 사냥해야 하기에 여럿이 힘을 모으거나 합을 맞춰둘 필요는 없어 보인다.
  (태음인 성향)

혼자서도 충분하다.

지금 이 순간에 나타날 지도 모를 사냥감의 출현에 신속하고 민첩하게 대응하는 것이 필요할 것이다. 잠시도 한눈을 팔 수 없다.

> ▶**소양인** 재빠르다. 신속하다. 민첩하다. 순간적인 판단력이 뛰어나다.

과일이 많이 있다고 해도 늦게 발견하는 사람에겐 기회가 없다. 저 높은 곳의 과일은 먼저 발견하고 민첩한 자가 갖는 거니까. 재빠르고 민첩함은 물론이거니와 시야도 넓어야 한다. 한눈에 파악할 수 있도록.

> ▶소양인 시야가 넓다. 한눈에 파악한다.

사냥감들의 스피드가 예사롭지 않다. 그들의 입장에서는 다른 짐승들보다 뒤쳐진다는 것은 곧 내가 먹잇감이 된다는 것을 의미하는 것이니까. 살아남기 위해서는 앞서나가야 한다. 이는 그들을 사냥하는 사람들 또한 마찬가지다. 누군가 먼저 발견을 한다면 나에게는 기회조차 주어지지 않는 것이다. 내가 먼저 발견해야 하고 내가 먼저 쟁취해야 하는 것이다.

> ▶소양인 뒤처지는 느낌이 싫다. 앞서 나가야 한다.

이들에겐 사냥이 그저 식량을 조달하는 것 이상의 무언가가 있다. 최고의 사냥꾼으로 인정받는 것. 그게 더 중요한 것이다. 누구도 사냥하지 못했던 사냥감을 사냥해 냈다는 성취감과 주변의 인정, 박수갈채, 그들은 이런 것에 목말라 있을 수도 있다.

> ▶소양인 물질적인 보상보다는 최고로 인정받는 것이 더 중요하다.

그들의 체형을 한번 살펴보자. 재빠른 사냥감을 단 한발의 화살로 명중을 시켜야 한다. 순간적인 파워와 정확도가 필요하다. 어깨는 크게 발달한 반면 손목은 비교적 가는 편이다. 정교한 움직임과 순간적인 파워를 내기 적합해 보인다. 팽팽하게 당겨진 활시위처럼 텐션이 높은 것을 확인할 수 있다.

> ▶소양인 어깨는 굵고 손목은 가늘다. 허벅지는 굵고 발목은 가늘다.

엉덩이도 무거워선 안 될 것이다. 신속한 이동을 위해서 엉덩이가 가벼워졌다. 빗살무늬토기의 바닥이 편평하지 않고 뾰족한 것도 이들을 닮은 것으로 보인다. (태음인은 엉덩이가 무거워서 오래오래 머무르려 한다.)

> ▶소양인 상체가 발달한 반면 엉덩이는 가볍다.

잎이 무성한 정글 속을 이리저리 뛰어다녀야 하기에 피부가 약해서는 어림도 없어 보인다. 자잘한 상처 따위는 신경 쓸 겨를도 없으니 말이다.(소양인은 가장 안쪽에 있는 뼈나 관절이 약해지는 반면 태음인은 가장 밖에 있는 피부가 약해지기 쉽다.)

> ▶소양인 피부가 튼튼한 반면 관절이 약하다.

그들의 주거지를 살펴보자. 먹잇감이 풍부한 곳을 찾아 이동하며 살아야 하기에 오랫동안 뿌리내릴 정착지가 필요해 보이지는 않는다. 잠시 비를 피하고 음식을 해먹으며 맹수의 위협을 피할 수만 있으면 충분하다. 오랫동안 머무를 장소를 찾는 것이라면 이런저런 조건들을 꼼꼼히 살펴보아야겠지만 먹잇감이 풍부한 곳을 찾아 옮겨다녀야한다면 그럴 필요는 없어 보인다.

▶**소양인** 안정되게 자리를 잡는 것보다는 일이 우선이다.

아무도 가보지 않은 미지의 땅으로 들어서려고 한다. 어떤 위험이 도사리고 있을지 모르는데 두렵지 않을까? 그들은 용맹하다. 그곳엔 위협이 아닌 새로운 기회가 펼쳐져 있을 것이다. 와우! 겁이 없는 사람들이로군. (태음인은 은근히 겁이 많고 잘 놀란다.)

▶**소양인** 겁이 없다. 용맹하다.

계절로 치면 여름에 해당한다.
잎이 무성하고 앞 다투어 자라난다. 끊임없이 일을 벌인다.

▶**소양인** 일을 벌인다.

* 수세보원 속의 소양인

Q. 수세보원이란?
A. 1894년에 이제마(李濟馬)가 지은 의서(醫書), 『동의수세보원(東醫壽世保元)』을 말한다.
'동의'는 중국의 의가(醫家)와 구별하기 위한 것이며, '수세'는 온 세상 인류의 수명을 연장시킴을 뜻하는 것이다. '보원'은 만수(萬殊: 세상 모든 것은 여러 가지로 다름) 일원(一元)의 도(道)를 보전함을 뜻한다.

1) 상성하허 흉실족경(上盛下虛 胸實足輕) : 어깨는 굵고 손목은 가늘다. 어깨, 가슴 등의 상체가 발달한 반면 엉덩이는 살이 적다. 걸음이 재빠르다.

2) 표예호용(剽銳好勇) : 재빠르고, 날카롭고, 용맹하고, 겁이 없다.

3) 대변선통 즉완실이무병(大便善通 則完實而無病) : 컨디션이 안 좋아지면 대변이 시원하지 않은 것으로 시작을 한다. 평소에도 대변에 관한 걱정이 많은 편이다. 변을 시원하게 보면 건강하고 아픈 곳이 없다.

4) 건망(健忘) : 평소 구심(懼心 두려움)이 심해지면 공심(恐心 공포심)에 이르는데 큰 병이 되어 건망증이 생겨난다. 건망증은

소양인의 위험한 증세이다.

5) 항욕거 이불욕조(恒欲擧 而不欲措) : 잠시도 가만히 있지 않고 일을 벌인다.

6) 항욕외승 이불욕내수(恒欲外勝 而不欲內守) : 사무(事務)를 함에 있어 밖으로 힘껏 나아가 싸워 이기려 하며 거처(居處)를 함에 안을 지키며 조심스럽게 하지 않는다.

② 추운 지방 사람들(태음인)

더운 지방의 사냥감들이 재빠르고 민첩한 반면 추운 지방의 사냥감은 덩치가 아주 크다.

혼자서의 사냥은 어림도 없다. 여럿이 힘을 합치고 합을 맞추어 마치 한 몸인 듯 움직여야 한다. 그러기 위해선 순서와 과정들을 미리 숙지해 두어야 할 것이다. 힘을 모아야 하니까.

> ▶**태음인** 가이드라인이 있거나 지정된 매뉴얼이 있다면 누구보다 잘 해낸다. 구체적인 순서와 방법을 미리 숙지해 둔다.

예로부터 사냥을 해오던 전통적인 방법들이 있다. 선조들에게 조언을 구하면 쉬울 것이다.

멘토링 시스템이라는 것이 이들에게 적합해 보인다. 절차와 순서 등을 가장 많이 알고 있는 사람을 찾아 조언을 구한다. 이건 이렇게 저건 저렇게 하나하나 짚어가며 자세히 알려주고 배운다.

> ▶**태음인** 이건 이렇게 저건 저렇게, 하나하나 딱딱 짚어가며 자세하게 알려준다.

사냥하는 모습을 지켜보자. 더운 지방 사람들과는 사뭇 다른 모습을 보인다.
사냥감의 덩치가 커서일까? 사냥 시간이 제법 오래 걸린다. 지구력이 있어야 될 것으로 보인다.

> ▶**태음인** 순발력 보다는 지구력이 뛰어난 편이다. 성취를 잘한다.

오랫동안 밧줄을 당기며 사냥감의 힘이 빠지길 기다리고 있다. 모두가 한마음 한뜻으로 힘을 모아야 된다. 누군가 정해진 위치를 벗어난 돌발행동은 용납될 수 없다.
자기의 자리를 지키고 정해진 순서대로 사냥을 진행해야 된다.

> ▶**태음인** 벗어나지 않게 안으로 모으려는 에너지가 많다.

위험은 언제 어디서나 도사리고 있다. 도중에 몸을 다치기도 하고 심지어 목숨을 잃기도 한다.

하지만 비록 내가 사냥 중에 죽는다 해도 모두가 나의 가족들을 보살펴주고 지켜줄 거란 믿음과 약속이 있기에 오늘도 위험한 사냥에 기꺼이 동참할 수 있다.

> ▶태음인 서로 지켜주고 보호해 주는 것을 좋아한다.

드디어 사냥감의 포획에 성공했다. 사냥에 동참한 모두에게 정확하게 배분이 되어야 할 것이다.
계산이 정확해야 할 것이다. 내 몫은 확실하게 챙겨둬야 한다.

> ▶태음인 실질적인 이득 및 내 몫을 잘 챙긴다.

그들의 주거지를 살펴보자. 사냥감들이 근거지를 이리저리 옮겨 다니지 않는 관계로 사람들의 주거지 또한 자주 바뀔 필요가 없다. 한번 자리를 잡게 되면 옮기기가 쉽지 않다. 거처를 정함에 있어 지리적인 면이나 안전성 등을 꼼꼼하게 체크한 다음 정하게 된다.

> ▶태음인 거처를 정함에 있어 자리를 안정되게 잘 잡는다.

그렇기 때문에 그들의 엉덩이는 무척이나 무거워 보인다. 진득하게 자리를 지키고 있다.

> ▶태음인 엉덩이가 크고 무거운 편이다.

추운 날씨 때문에 그들의 피부는 두껍고 잔털이 수북이 덮여 있는 편이다.

> ▶태음인 피부가 두텁고, 몸에 잔털이 많은 편이다.

계절로 치면 가을에 해당한다. 비록 잎이 마르고 낙엽이 되어 떨어지지만, 열매를 맺고 결실을 맺는다.

> ▶태음인 열매를 맺고 결실을 맺는다.

* 수세보원 속의 태음인

1) **허한 즉완실(虛汗 則完實)** : 태음인이 평소 땀이 송골송골 맺히는 것은 잘 통하는 징조로 건강한 상태이다.

2) **양강긴밀 즉대병(陽剛緊密 則大病)** : 반대로 피부가 촉촉하지 않고 건조하면 건강하지 못한 상태이다.

3) **한액통창 즉완실이무병(汗液通暢 則完實而無病)** : 땀이 시원하게 나면 잘 통하고 건강하다.

4) 흉격정충증(胸隔怔忡證) : 가슴이 뛰고 울렁거리는 증세가 있다. 극도로 스트레스를 받으면 나타나는 증상이다. 평소 겁내는 마음이 심해지면 변하여 나타난다.

5) 목자상인증(目眥上引證) : 눈꺼풀이 위로 당겨지는 증상이 있다.

6) 목정내동증(木睛內疼證) : 눈망울이 쏘는 듯 아픈 증상이 있다.

7) 학질오한중 능음냉수(瘧疾惡寒中 能飮冷水) : 감기에 걸려 추워도 찬물을 마실 수 있다.

8) 기거유의 수정정대(起居有儀 修整正大) : 안정되고 의젓한 모습을 보인다.

9) 항욕정이불욕동(恒欲靜而不欲動) : 항상 안정되게 있으려 하고, 경거망동하지 않는다.

10) 항욕내수 불욕외승(恒欲內守 不欲外勝) : 거처(居處)를 함에 있어 안을 지키며 조심스럽게 하되, 사무(事務)를 함에 있어 밖으로 나아가 이기려 하지 않는다.

동쪽은 농사를 짓는 사람들이 모여 사는 곳이고, 서쪽은 교역이 활발한 지방이라는 가정 하에 동쪽 지방의 사람들과 서쪽 지방의 사람들의 삶을 들여다보기로 하자.

③ 농경 지대 사람들(소음인)

강이 흐르고 비옥한 땅에 자리 잡은 그들은 수렵생활보다는 농경지에 곡식을 기르고 가축을 키우며 살아가는 삶을 선택하였다. 한정된 경작지에서 최대한의 곡식을 수확하기 위해서 그들만의 농사법을 발달시켜 왔다. 그들에겐 매번 반복되는 농사의 분석을 통해 효율적이고 효과적인 방법을 개발해오고 있다.

> ▶**소음인** 분석적이다. 효율성을 중시한다. 익숙한 것, 친숙한 것, 그래서 편한 것을 반복해서 보고, 듣고 하는 것이 좋다.

농사를 쉽게 하기 위한 여러 가지 도구의 개발에도 힘쓰고 있다. 밭을 갈기 위한 도구들, 씨를 뿌리고 곡식을 수확하기 위한 도구들, 무거운 물건을 옮길 수 있는 도구 등 제법 많은 도구를 만들었다.

> ▶**소음인** 쉽고 간편한 방법을 모색한다. 불필요한 힘의 낭비가 없도록 한다.

한해 농사가 끝나고 나면 다음해의 농사를 위해 경작지를 비옥하게 만드는 것도 잊지 말아야 할 것이다. 이렇게 준비를 철저하게 해두면 다음해의 수확량은 더 늘어날 것이다.

▶소음인 미리 준비를 해둔다.

품앗이를 통해 이웃들 간에 도움을 주고받으며 생활하고 있다.

▶소음인 서로 도움을 주고받는 것을 좋아한다.

혈연으로 모인 집단답게 웃어른에 대한 공경과 예의를 무척이나 중시하고 있다. 동방예의지국이라는 말이 그냥 생긴 말이 아니다.

▶소음인 말과 행동이 예의 바르고 공손하다.

이렇게 무리를 이루어 살며 무리에 속한 구성원들을 잘 챙긴다.

▶소음인 같은 무리의 구성원을 잘 챙긴다.

계절로 치면 겨울에 해당한다. 뿌리가 굵어지고 다음 시즌을 대비한다.

* 수세보원 속의 소음인

1) 허한 즉대병(虛汗 則大病) : 태음인과 달리 소음인이 땀을 흘리면 정기가 밖으로 새나간다.

2) 양강긴밀 즉완실(陽剛緊密 則完實) : 마찬가지로 땀이 없으면 건강한 것이다.

3) 수족문란증(手足悗亂證) : 평소 불안정한 마음이 있는데, 심해지면 손발이 덜덜 떨리는 증세가 생긴다.

4) 평소 호흡이 고르다가 가끔 한숨을 내쉬는 때가 있다.

5) 학질오한중 불음냉수(瘧疾惡寒中 不飮冷水) : 감기가 걸려 추울 때는 찬물을 마시지 못한다.

6) 체임자연 간이소교(體任自然 簡易小巧) : 행동이 자연스럽고 기발하며 잔재주가 많다.

7) 음식선화 즉완실이무병(飮食善化 則完實而無病) : 소화가 잘 되면 건강하고 병이 없다.

8) 항욕처이불욕출(恒欲處而不欲出) : 삼고초려를 해야 했던 제갈공명의 모습을 보라. 두문불출하는 그는 소음인이다.

9) 항욕위자 불욕위웅(恒欲爲雌 不欲爲雄) : 암컷이 되려 하고 수컷이 되려하지 않는다. 앞으로 나서서 진두지휘하기보다는 뒤로 물러나 조용히 보좌하려 한다.

④ 교역지대 사람들(태양인)

무역이 활발했던 중세 지중해의 모습을 들여다보자.

각기 다른 지방에서 모인 사람들이 서로가 필요로 하는 물품을 교환하기 위해 모여들고 있다.

낯선 이들과의 만남이 익숙하지 않고 낯을 가리는 사람들은 엄두를 내지 못할 곳이다.

> ▶태양인 낯선 이들과의 소통에 능하다.

아무래도 동방의 민족들과는 분위기 자체가 달라 보인다.

낯선 이들과의 교역에 있어서 가장 중요한 것은 우리의 상단이 규모에 있어서나 교역량이 있어서나 얼마나 뛰어난지를 적극적으로 알릴 필요가 있다는 것이다. 겉으로 보이는 것이 다는 아니지만 우리의 장점을 적극적으로 어필해야 그들의 관심을 살 수 있다.

영세한 상단으로 보여지며, 그들로부터 무시당하는 것은 용납할 수 없는 일이다.

말과 행동에 범접할 수 없는 힘이 느껴진다. 카리스마가 대단하다.

▶**태양인** 과단성이 있다.

* 수세보원 속의 태양인

1) **소변왕다 즉완실이무병(小便旺多 則完實而無病)** : 소변이 왕성하고 많으면 건강하고 병이 없다.

2) **급박지심(急迫之心)** : 평소 급박한 마음이 있는데, 심해지면 예(禮)를 버리고 비루한 사람이 된다.

3) **항욕진이불욕퇴(恒欲進而不欲退)** : 거침없이 나아가되 물러섬이 없다.

4) **항욕위웅 불욕위자(恒欲爲雄 不欲爲雌)** : 수컷이 되려하고 암컷이 되려하지 않는다. 앞으로 나서서 진두지휘하려고만 하며 뒤로 물러나 조용히 보좌하려 하지 않는다.

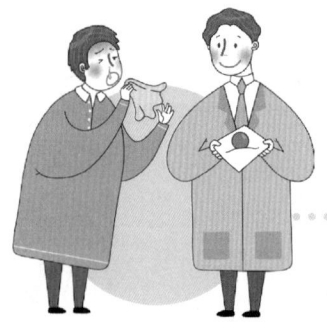

V

진료, 상담, 그리고 담소

1. 체질상담
2. 에피소드
3. 체질별로 좋아하는 말

진료, 상담, 그리고 담소

이번 장엔 실제로 진료에서 상담할 때 환자들에게 들려주는 이야기와 환자들의 이야기, 그리고 담소를 담았습니다. 한의원에 가서 실제로 상담 중이라고 상상을 하며 읽어보기 바랍니다.

① 체질상담

* 소양인편

화살표가 위로 가 있지요. ↑

소양인은 어깨, 가슴 등의 상체가 발달해 있어요. 대신 엉덩이가 가볍지요. 엉덩이가 가벼운 사람은 한군데 오래 머무르지 않습니다. 신속하게 이동하기 위해서 엉덩이가 가벼운 것이죠.

신속하고 민첩하고, 재빠른 게 소양인의 특성입니다. 눈치가 빠르고 행동이 빠르고 모든 게 다 빠릅니다.

순간적인 판단력이 좋아요. 갑자기 손님이 와~ 몰려와도 무리없이 잘 처리해내지요.

소양인은 용감하고 겁이 없어요. 도전적이고 호전적입니다. 계절로 치면 여름이랑 비슷하다 할 수 있습니다. 잎이 무성하고 가지에 물이 차서 탱탱한 것에 비유됩니다.

에너지가 넘쳐 흐르네요. 대신 열매를 잘 맺지 못합니다. 내실속을 차려야 하는데 그걸 잘 안하지요.

소양인은 뒤처지는 느낌을 싫어합니다. 내가 앞서 나가야 되고, 경쟁이 붙으면 반드시 이겨야 합니다. 승부에 강한 측면이 있으며 도박을 잘 하지요. 속에 뜨거운 에너지가 많습니다. 그래서 잠시도 가만있지 않고 일을 벌인답니다.

소양인은 팽팽하게 당겨진 활시위와 같습니다. 텐션이 떨어지는 것을 용납할 수 없습니다. 음식을 소화시키고 에너지를 만들어 내는 건 참 잘 하지요. 대신 내보내는 게 잘 안 됩니다.

대변을 못 보면 많이 불편해 합니다. 열이 많은 체질이라 그런지 염증성 질환이 잘 생깁니다. 위염, 식도염, 방광염, 염자 붙은 질환이 잘 생기지요. 소양인은 염증이 얼마나 차 있는지, 염증을 어떻게 해결할 지가 치료의 기본이라고 할 수 있습니다.

* 태음인편

화살표가 안쪽으로 가 있지요. ⇨

모으고, 지키고, 벗어나지 않는 에너지가 많습니다.

처음에 계획했던 것을 어떻게든 잘 마무리 하고 성취를 잘하는 장점이 있습니다. 가이드라인이 있거나 지정된 매뉴얼이 있다면 누구보다 잘 해냅니다.

자리를 안정되게 잘 잡지요. 거처도 안정되게 잘 잡습니다. 무척 신중하지요.

엉덩이가 아주 무겁습니다. 입도 아주 무겁지요. 설명을 할 때도 이건 이렇게 하고 저건 저렇게 하고 하나하나 딱딱 짚어 가면서 자세하게 알려준답니다. 서론 본론을 거쳐 중요한 얘기를 마지막에 하는 경향이 있습니다.

실리적인 측면을 중요하게 생각합니다.

계절로 치면 가을이랑 비슷하지요. 비록 잎과 가지가 마르고 낙엽이 되어 떨어져도 열매를 맺고 결실을 맺는 것처럼 실질적인 이득을 잘 챙깁니다.

모으는 에너지가 많아서인지 태음인은 오래도록 버리지 않고 갖고 있는 물건들이 많습니다. 모으는 에너지가 적당할 경우는 이렇게 장점으로 작용을 하지만 지나칠 경우는 잘 뭉칩니다.

'순환이 잘 안되고 저리다, 뻣뻣하다.' 라는 말을 곧 잘 하지요. 그래서 태음인은 잘 풀어줘야 합니다. 화살표의 방향이 밖을 향하도록 처방해 줘야 합니다.

태음인의 경우는 기관지, 피부, 간, 자궁 등에 문제가 생기는 경우가 많습니다. 기관지의 경우는 기침, 가래 감기를 해도 잔기침이 오래갑니다. 피부의 경우는 아토피가 심한 편이에요. 간수치가 높고 지방간이 있습니다. 생리통이 심하며 생리불순이 있습니다.

* 소음인편

화살표가 아래로 가 있지요.

어깨, 가슴이 다소 왜소한 반면 엉덩이나 허벅지가 발달해 있습니다. 따라서 하체가 더 크지요. 소양인과 반대로 하초의 에너지가 많아서 배출은 원활한데 중상초의 기운이 약해서 음식을 소화하거나 에너지를 만들어내는 양이 아주 적습니다.

가급적 효율적으로 사용하기 위해서 노력합니다. 불필요한 힘의 낭비가 없도록 준비를 많이 해두는 편입니다. 몸이 다치거나 수고스러워지지 않도록 쉽고 간편한 방법을 모색하는 편입니다.

소음인은 행동이 자연스럽고 말과 행동이 유순하고 예의가 바릅니다. 억지스러운 것보다는 자연스러운 것을 추구한답니다. 익숙한 것, 친숙한 것, 그래서 편한 것을 좋아하지요.

처음 보는 사람만 있는 자리는 엄청 불편해 합니다. 서로 도와주는 것을 좋아하지요. 내가 너를 도와주고 네가 나를 도와주고 서로서로 도움을 주지요.

소음인은 찬 기운이 많아요. 그래서 찬물을 많이 먹거나 추운 곳에 오래 있으면 컨디션이 안 좋아집니다. 속을 따뜻하게 하고 몸을 따뜻하게 하면 컨디션이 좋아지지요.

약을 쓸 때도 따뜻하게 해 주는 약을 많이 씁니다.

* 태양인편

태양인은 우리나라 사람의 체질에서는 잘 없어서 거의 없다고 생각하고 상담하는 편입니다.

태양인의 특성은 소음인과 반대로 이해하면 됩니다.

소음인이 낯선 사람을 불편해 하고 익숙하고 친숙한 사람들을 편하게 대하는 반면 태양인은 낯선 사람들과의 만남에 부담되거나 불편한 느낌이 전혀 없는 것처럼 보이지요. 오히려 친숙한 사람들로부터 상처를 많이 받습니다.

소음인이 말과 행동에 예의를 중시하는 반면 태양인은 격식을 더 중요하게 생각합니다. 소음인이 편하게 생각하는 것을 태양인들은 이해하기 힘들어 하지요. 다소 불편한 감이 있더라도 격식을 차리는 것이 무척 중요하다고 말을 합니다.

태양인은 진료를 많이 해보지 않아서 한의원을 오래 해왔지만 잘 파악을 못하고 있습니다.

앞서 체질별 특성을 승강완속의 방향성으로 설명을 하였다.

그리하여 소양인과 소음인은 승강의 차이를 보이기에 텐션의 높고 낮음으로 다름을 보여주었고, 태양인과 태음인은 완속의 차이를 보이기에 묶어두느냐 풀어주느냐의 다름을 보여주었다.

그리하여 처방 또한 소양인과 소음인, 태양인과 태음인이 서로 다른 약성을 사용하게 되는 것 또한 설명을 하였다.

그런데 수세보원의 확충론을 살펴보면 체질 간의 성향 차이를 설명함에 있어 태양인과 소음인을 서로 비교를 하고 소양인과 태음인을 서로 반대되는 개념으로 설명하고 있음을 알 수 있다.

太陽人 勤於交遇故 恒有交遇生疎人 慮患…
태양인 근어교우고 항유교우생소인 려환…

而輕於黨與故 每爲親熟黨與人所陷…
이경어당여고 매위친숙당여인소함…

태양인은 낯설고 생소한 사람들과의 교우는 위험을 대비하면서 잘 하지만, 친하고 익숙한 사람들과 무리를 이루는 것에 약하다. 그리하여 매번 함정에 빠지는 것이다.

앞서 교역지대 사람들에서 소개한 바 있다.

少陰人 勤於黨與故 恒有黨與親熟人 擇交…
소음인 근어당여고 항유당여친숙인 택교…

而輕於交遇故 每爲生疎交遇人所誣…
이경어교우고 매위생소교우인소무…

소음인은 친하고 익숙한 사람들과 무리를 이루는 것은 가려서 사귐은 참으로 잘하나, 낯설고 생소한 사람들과의 만남에 약하다. 그리하여 매번 속임수에 빠지는 것이다.

이 또한 앞서 농경지대 사람들에서 소개한 바 있다.

상담 시 체질을 진단함에 있어서 태양인과 소음인의 차이를 익숙한 사람과 무리를 이루는 것이 편한지, 낯선 이들과의 만남이 편한지로 물어보는데 대체적으로 소음인의 경우 이 대목에서 확실히 익숙한 사람들이 편하다고 이야기하는 편이다.

태양인으로 판단이 되는 지인의 경우 낯선 사람을 만나는 것에 일말의 두려움이나 불편함이 없다고 말해준 적이 있다. 오히려 친한 사람들로부터 내상을 많이 입는 편이라고 말해주었다.

이번엔 소양인과 태음인을 살펴보기로 하자.

少陽人　重於事務故　恒有出外興事務…
소양인　중어사무고　항유출외흥사무…

而不謹於居處故　每爲主內做居處人所陷…
이불근어거처고　매위주내주거처인소함…

少陽人　情氣　恒欲外勝　而不欲內守
소양인　정기　항욕외승　이불욕내수

소양인은 밖으로 나아가 사무를 일으키는 것은 참으로 잘하나, 안으로의 거처를 삼가지 않은 까닭에 매번 함정에 빠지는 것이다.

소양인은 밖으로 이기려고 하고, 안으로 지키려하지 않는다.

이 대목이 이해하기가 참으로 애매했었다. 안으로 지키고 밖으로 이긴다니.

어떤 개념인지는 어렴풋이 이해가 되었으나 환자분들께 설명하기가 참으로 애매했다고 해야 할까.

태음인을 마저 살펴보고 이야기하기로 하자.

太陰人 重於居處故 恒有主內做居處…
태 음 인 중 어 거 처 고 항 유 주 내 주 거 처…

而不謹於事務故 每爲出外興事務人所誣…
이 불 근 어 사 무 고 매 위 출 외 흥 사 무 인 소 무…

太陰人 情氣 恒欲內守 而不欲外勝
태 음 인 정 기 항 욕 내 수 이 불 욕 외 승

태음인은 안으로 거처를 위주로 하는 것은 참으로 잘하나, 밖으로 나아가 사무를 일으키는 것을 삼가지 않는 까닭에 매번 속임수에 빠지는 것이다.

태음인은 안으로 지키려하고, 밖으로 이기려 하지 않는다.

소양인과 태음인의 체질 상담에 있어 엉덩이 무겁고 가벼운 이야기를 한 바 있다.

소양인은 엉덩이가 가벼워서 한자리에 오래 머무르려 하지 않고 신속하고 재빠르게 이동을 하기 위해 엉덩이가 가벼워진 것이고, 태음인은 엉덩이가 무거워서 자꾸만 옮겨 다니려 하지 않고 안정되게 자리를 잡으려 하기에 엉덩이가 무거워진 것이다.

환자들에게 설명할 때에도 안으로 거처를 주로 지키려 하려는 태음인의 성향은 엉덩이 무거운 것으로 표현을 하고, 밖으로 사무를 일으키고 이기려 하는 소양인의 성향은 엉덩이가 가벼운 것으로 표현을 하면, 모두 쉽게 이해하는 듯하였다.

정리해서 이야기하면, 체질상담 시에 상담지를 읽어보는 것만으로 본인의 체질이 무엇인 것 같다고 이야기를 해주는 분들도 있지만, 간혹 눈이 어두워서 글을 잘 읽지 못하시거나, 글을 읽는 자체를 꺼려하시는 분들도 있기 마련인데. 그런 경우 진료실에서 간략히 설명을 해야 하는 경우도 있다.

필자의 경우는 먼저 소양인과 태음인을 비교해서 설명을 하고, 이후에 태양인과 소음인, 소양인과 소음인의 순서로 설명을 하는 편이다. 우선, 엉덩이가 가볍고 무거운 차이에 대해서 이야기를 하고, 익숙한 사람과 낯선 사람과의 만남을 이야기하고 텐션의 높고 낮음을 설명을 하는데, 체질별로 공감을 하는 포인트도 각기 다르다.

소음인의 경우는 엉덩이의 가볍고 무거움에 대해서 설명을 할 때면 크게 공감을 하지 못하다가 낯설고 익숙한 사람들을 이야기 할 때면 '나는 낯을 가려서 처음 보는 사람들은 엄청 불편해요. 친해지면 참 편하게 잘하는데.' 라고 이야기를 하기도 한다.

소양인의 경우는 엉덩이가 가벼워서 잠시도 가만히 있지 않고 일을 벌인다. '뭐라도 해야지 가만히 있는 것은 답답하다.' 라고 하는 포인트에서 극히 공감을 표하기도 하고, 태음인의 경우는 '가이드라인이나 매뉴얼이 있다면 누구보다 잘 해낸다.'라는 부분에서 고개를 끄덕이기도 한다. 이 밖에도 좋은 감별 포인트가 되는 질문들이 많이 있을 것으로 생각한다.

한의사라면 각자의 경험치에서 질문들을 생각하며 진료하면 될 것이다.

텐션의 높고 낮음과 묶어두느냐 풀어주느냐의 개념을 조금 더 풀어서 이야기 해보려한다.

* 텐션의 높고 낮음

소양인은 화살표의 방향이 위를 향한다. ↑

소음인은 화살표의 방향이 아래를 향한다. ↓

소양인은 텐션이 높은 것을 추구하고 소음인은 텐션이 낮은 것을 추구한다.

'텐션이 높은 게 좋은 거 아닌가?'

라고 생각될 수도 있지만 저마다 장점이 있다.

텐션이 높다는 건 이런 것이다.

활시위는 팽팽하게 당겨져야 한다. 그래야 멀리 화살을 보낼 수 있기 때문이다. 그래서 소양인은 텐션이 높은 것을 추구한다. 인장력이 높아야 하는 것이다.

소양인은 텐션이 떨어지는 것을 용납할 수 없다.

그에 반해 소음인은 텐션이 아주 낮은 상태를 유지한다.

소음인에게 텐션이 높다는 것은 다소 억지스러움과 부자연스러움을 느끼게 한다.

텐션이 낮아질수록, 인장력이 낮아질수록 신축성이 좋아지는 것이다. 잘 늘어나는 스판 소재의 바지처럼 소음인은 텐션이 낮은 것을 추구한다. 유연하고 부드러운 것을 추구한다.

힘의 낭비가 없도록.

텐션이 높은 소양인과 텐션이 낮은 소음인.

무엇이든 지나친 것은 모자람만 못하다고 하였으니 텐션의 높고 낮음이 너무 지나치지 않도록 적절한 상태를 맞추어 나가는 것이 수세보원하는 길이 될 것이다.

소양인과 소음인이 텐션의 높고 낮음으로 이야기를 하였다면 태양인과 태음인은 이완과 수축, 발산과 수렴, 풀어놓느냐 묶어놓느냐로 이야기할 수 있다. 방향성으로 말한다면 소양인과 소음인이 위, 아래의 방향이었다면 태음인과 태양인은 안팎의 방향으로 이해를 하면 된다.

태음인은 단단히 묶어두려 한다. 신발 끈이 느슨해져 있으면 자꾸만 벗겨지려 할 것이다. 벨트가 느슨하면 바지가 자꾸만 흘러내린다. 그래서 풀어지지 않도록 단단히 묶어두어야 한다.

태양인은 풀어 놓으려고 한다. 신발을 벗으려면 묶여있는 상태론 벗기가 힘이 든다. 벨트를 너무 조여 놓는다면 답답하지 않겠는가?

느슨하게 풀어놓아야 신고 벗기가 수월한 것이다.

이렇듯 승강완속이라는 것을 텐션의 높고 낮음과 묶어두고 풀어놓으려 하는 개념으로 이해하면 쉬울 것이다.

  치료도 마찬가지로 텐션을 높여줄 것인가 낮춰줄 것인가 풀어주고 흩어주어야 하는가 묶어두고 모아주어야 하는가로 이해할 수 있을 것이다.

  소양인은 지나치게 높아진 텐션을 낮춰주어야 할 것이고 소음인은 지나치게 낮아진 텐션을 올려주어야 할 것이다.

  태양인은 모아주어야 하고 태음인은 흩어주어야 한다.

  언제나 승강완속인 것이다.

  이번 장엔 일상생활에서 볼 수 있었던 체질별 특성들을 소개해 보려고 한다.

② 에피소드

  1) 소양인 엄마와 태음인 엄마가 아이들을 데리고 미술대회에 나갔다. 늦게 도착한 터라 다른 아이들은 이미 종이를 받아서 자리를 잡고 그림을 그리고 있었다.

소양인 엄마 : 종이부터 받아오자. 그 후에 자리를 찾아서 그리면 되지.

태음인 엄마 : 아니지. 자리를 잡는 게 먼저지. 종이는 그 다음에 받아도 된다.

소양인 엄마 : 그러다 종이 떨어지면 어쩌려고 그래. 시간 지났다고 안 줄 수도 있자나.

태음인 엄마 : 주겠지. 달라고 해야지. 자리 없으면 어쩌려고.

> ▶ **태음인**은 거처[居處]를 안정되게 정한다.
> ▶ **소양인**은 일[事務]이 우선이다.

2) 필자의 소양인 친구의 이야기다.

나는 먹을 때는 확 먹는데, 흐름 끊기면 그 뒤로는 안 들어가더라.

> ▶ **소양인**은 때[時]가 있다.

3) 필자의 태음인 동생 이야기다.

어느 날 보니 초등학교 시절의 티셔츠를 입고 있었다.

필자 : 아니. 이 옷을 아직도 갖고 있었나?

태음인 동생 : 나는 여행갈 때 이 옷을 들고 다닌다.

필자 : 헐~

> ▶ **태음인**은 오래도록 버리지 않고 갖고 있는 물건이 있다.

4) 필자의 개원을 도와주던 태음인 대표의 이야기다.

원장님, 인테리어를 하실 때는 하나하나 딱딱 짚어주면서 얘기해야 됩니다. 그렇게 안하면 저 사람들은 모릅니다. 이거는 이렇게 하고 저거는 저렇게 하고 딱딱 짚어주면서 말씀을 하셔야 저 사람들이 압니다.

> ▶ **태음인**은 하나하나 딱딱 짚어가면서 자세하게 알려준다.

5) 소양인 대표의 이야기다.

'여름에 잎이 무성해지듯 일을 잘 벌인다. 단 실리적인 측면에서 내 몫을 잘 챙기지는 못한다.'

원장님, 이거 딱 제 이야긴데요. 내 할 일을 다 하고 나면 돈은 알아서 나중에 따라 오는 거라고 생각하거든요. 내 할 일을 다 해 놓는 게 우선이죠.

> ▶ **소양인**은 일을 잘 벌인다. 물질적인 보상은 우선이 아니다.

6) 다른 소양인 대표의 이야기다.

원장님, 저는 일을 막 벌여 놓습니다. 그러면 밑에 직원들이 정리를 잘 해줍니다. 저는 일을 벌여 놓기만 하면 됩니다.

▶ **소양인**은 일을 잘 벌인다

7) 태음인 환자들을 상담할 때면 종종 겪는 일이다.

오랜 시간의 상담이 끝나고 원장실을 나서며 인사를 나누고 난 뒤에 이렇게 말을 한다.

"근데 원장님 말씀 안 드린 게 있는데요. 제가 이러이러한 약을 먹고 있습니다."

▶ **태음인**은 중요한 얘기를 나중에 한다. 서론-본론-결론
▶ **소양인**은 중요한 얘기를 먼저 해주길 원한다.

8) 필자는 소음인이다. 필자의 이야기다.

캠핑을 가서 바비큐를 하기 위해 여러 가지 준비들을 한다. 캠핑 숯, 장작, 화로, 토치, 장갑, 허브솔트 등등. 다른 사람이 챙겨 와서 겹치게 될 수도 있지만 없으면 난감해 지기에 미리 준비를 많이 해둔다. 그리고 지도를 미리 살펴보고 이동 경로

를 미리 탐색해둔다.

> ▶ **소음인**은 미리 준비를 해 둔다.

9) 이웃집 태음인 아이의 이야기다.

함께 놀이공원에 가서 놀다 식사를 하기 위해 식당에 들어갔다. 태음인 아이의 엄마가 음식을 주문하러 간 사이에 우리가 시킨 음식이 먼저 나오게 되었다.

필자 : ㅇㅇ야. 여기 와서 같이 먹자.

태음인 아이 : 엄마가 여기 앉아 있으라고 했어요.

아이의 엄마가 올 때까지 자리를 지키고 앉아 있었다.

> ▶ **태음인**은 본인이 가장 신뢰하는 사람의 말만 듣는다.
> 정해 놓은 것을 벗어나지 않도록 잘 지킨다.

10) 태음인 지인의 이야기다.

태음인은 계획했던 것을 어떻게든 하려고 한다.

여행 도중 일정의 변화가 생겨서 원래 하려던 관광지를 가보지 못하게 되었다.

그 뒤로 3일간의 일정을 소화하며 끊임없이 이야기를 하였다.

태음인 지인 : 그런데 거기는 안 가나. 거기도 가면 안 되나. 거기도 가보자.

> ▶ **태음인**은 성취를 잘 한다. 될 때까지 하니까.

11) 태양인으로 추정되는 지인과 소음인 지인의 이야기다.

소음인 : 언니~, 저는 모르는 사람만 있는 자리는 절대 안가요. 아는 사람이 있어야 가지, 모르는 사람만 있으면 불편해서 절대 안가요.

태양인 : 그래? 나는 그런 거는 없는 거 같다. 처음 보는 사람이라고 불편하고 그런 건 전혀 없는데.

> ▶ **소음인**은 익숙한 사람들과의 만남을 선호하고
> ▶ **태양인**은 낯선 사람들과의 소통에 능하다.

12) 침대가 푹신하고 편히 쉴 수 있는 숙소
　　VS 즐길 거리가 많은 숙소

태음인 아이 : 푹신한 침대와 포근한 이불이 있는 곳이면 더 좋을 거 같은데.

소양인 아이 : 나는 즐길 거리가 더 많은 곳이었으면 좋겠는

데. 어차피 이불은 있을 거 아냐. 거기서 자면 되지 뭐.

> ▶ **태음인**은 거처(居處)를 안정되게 정하고
> ▶ **소양인**은 파이팅 있게 사무(事務)를 행한다.

13) 텐션의 높고 낮음.

환자 : 원장님 저는 둘 다 있는 거 같은데요. 밖에서 있을 때는 텐션이 높은데요. 집에 오면 텐션이 낮아요.

원장 : 높은 텐션을 유지하는 게 버겁죠?

환자 : 네. 맞아요.

원장 : 소음인이니까요. 평소 긴장하면 땀이 어디서 많이 나죠?

환자 : 손발에 많은 거 같은데요.

원장 : 소음인이니까요. 소양인은 긴장하면 얼굴에 땀이 많아져요.

> ▶ **소양인**은 텐션이 높다.
> ▶ **소음인**은 텐션이 낮다.
> ▶ **소음인**은 컨디션이 안 좋을 때 손발에 땀이 많다.
> ▶ **소양인**은 컨디션이 안 좋을 때 얼굴에 땀이 많다.

14) 소음인은 인삼이 잘 받는다. 속이 따뜻해지고 기운이 난다. 소음인에겐 참 좋은 보약이다.

소양인 : 저는 인삼 근처도 안갑니다. 열나고 너무 안 맞아요.

15) 체질에 대한 이야기를 듣고 나서 태음인 지인이 해준 이야기이다.

태음인 : 저랑 제 아내는 확실히 다른 체질 같아요. 저는 어디 놀러 갈 때 뭘 할지 미리 계획을 세워두는 편이거든요. 어디 가서 뭘 보고 뭘 먹고 숙소는 어디에 잡고 이런 거 해놓고 해야 되는데 제 아내는 그런 게 없어요. 그냥 '포항 가자. 끝.' 그러고 가는 거예요. 아니 아무것도 안하고 어떻게 그냥 가냐구요. 그래놓고 거기 가서 폭풍 검색을 시작합니다. 어디가 맛있다더라. 급하게 검색해보고 들어가면 실망하죠. 이해를 할 수가 없어요. 저랑 아내는 진짜 안 맞는 거 같아요. 근데 사이가 나쁜 건 아니에요. ㅎㅎ

나쁜 건 아닌데 진짜로 안 맞다. 근데 사이가 나쁜 건 아닙니다. ㅎㅎ

옆에서 듣고 있던 소양인 지인 : 저는 여행갈 때 아내가 너무

이거 저거 많이 챙겨서 좀 그렇던데요. 그냥 여행가자. 그러면 가면 되지. 뭐 그리 챙길게 많은지. 딱 가보고 그때 돼서 거기에 맞춰서 딱 딱 하면 되는 거지. 여행은 그냥 가는 거예요.

> ▶ **태음인**은 계획을 미리 세워 둔다.
> ▶ **소양인**은 때가 있다. 상황에 맞게 대처를 잘한다.

③ 체질별로 좋아하는 말

좋은 음식, 약재, 이런 거 말고 이번엔 체질별로 좋아하는 말들에 대해서 이야기해볼까 한다.

1) 태음인은 안전하고 안정된 것을 추구한다. 위험해지는 것을 원치 않는다.

지켜주고, 보호해 주는 것을 즐거워한다.

行於居處 而樂別人之保己也. 保 (지킬 보)

"내가 너를 지켜줄게, 안전하게 보호해 줄게."

2) 소음인은 쉽고, 간편한 것을 추구한다. 힘들어지거나 어려워지는 것을 원치 않는다.

일을 나눠서 하고, 도와주는 것을 기뻐한다.

行於黨與 而喜別人之助己也. 助 (도울 조)

"내가 도와줄게. 이건 내가 할게."

3) 소양인은 솔직하게 말하는 것을 추구한다.

　속이지 말고 솔직하게

나를 속이는 것을 슬퍼한다.

行於事務 而哀別人之欺己也. 欺 (속일 기)

"솔직하게 말해서"

4) 태양인은 업신여기는 것을 원치 않는다.

나를 업신여기는 것에 분노한다.

行於交遇 以怒別人之侮己也. 侮 (업신여길 모)

"……"

태양인은 솔직히 잘 모르겠다.

중독되지 않아야 한다. 눈앞에 있을 때도 즐거워야 하고 떠나와 있을 때도 즐거워야한다. 공허함, 쓸쓸함, 외로움을 가진다는 것, 그것이 바로 중독의 현상이다. 사랑은 중독되지 않을 때 오래간다. 중독은 집착을 낳기 때문이다. 결국 내 감정으로부터 자유로울 수 있을 때라야 참된 자유를 느낄 수 있는 것이겠지.

집착은 사랑이 변질된 것이다. 그런 집착을 내려놓는 것이 방하착(放下着) 아닐까. 생성은 결국 소멸하게 된다. 사랑의 감정도 언젠가는 소멸하는 것이니, 결국 변하지 않는 것은 없다.

사랑도, 마음도, 그 무엇도…

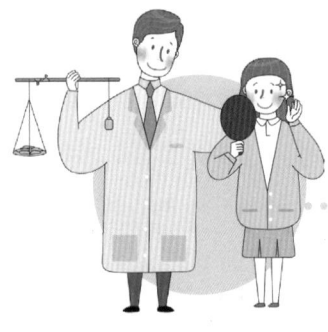

VI

수세보원 속 마음 챙김

1. 조급한 마음
2. 겸손해라
3. 베풀어라
4. 존기심 책기심(存其心 責其心)

수세보원 속 마음 챙김

이번 장은 다소 어렵게 느껴질 수도 있을 것이다.

하지만 찬찬히 읽어보고 마음속에 되새겨 보면 참으로 많은 도움이 될 좋은 문장들이다.

① 조급한 마음

태음인에겐 항시 겁심(怯心)이 있고, 소양인에겐 항시 구심(懼心)이 있으며 소음인에겐 항시 불안정지심(不安定之心)이 있고, 태양인에겐 항시 급박지심(急迫之心)이 있다.

이는 **조급해 하는 마음**이 원인이 되어 생기는 것으로 형태를 달리할 뿐 마음이 안정되지 못한 것은 매 한가지이다.

이러한 겁심, 구심, 불안정지심, 급박지심을 영정(寧靜)하게 곧, 평안하고 고요하도록 만들게 되면 거지안(居之安), 즉 거처함이 편안하고, 자지심(資之深), 즉 바탕이 깊어지게 되어 도(道)에 이르게 된다.

허나 이러한 마음을 영정하지 않으면 방심질곡(放心桎梏)하게 되어 물화(物化), 즉 죽게 된다.

태음인의 겁심이 심해져 파심(怕心)이 되면 큰 병이 되어 정충(怔忡)이 생겨난다.

소양인의 구심이 심해져 공심(恐心)이 되면 큰 병이 되어 건망(健忘)이 생겨난다.

소음인의 불안정지심이 심해지면 비기(脾氣)가 활(活)하지 못하여 수족문란증이 생겨난다.

태양인의 급박지심이 심해지면 간기(肝氣)가 화(和)하지 못하여 열격, 반위, 해역 등의 증상이 생겨난다.

조급해 하는 마음이 이렇게나 무서운 것이니, 항시 영정(寧靜)해야 할 것이다.

*서두르지 말 것! 재촉하지 말 것!

② 겸손해라

턱에는 주책(籌策)이 있고, 가슴에는 경륜(經綸)이 있으며, 배꼽에는 행검(行檢)이 있고, 배에는 도량(度量)이 있다. 이는 선천적으로 부여 받은 위대한 재능인 것이다.

주책은 교(驕)해서는 아니 되고, 경륜은 긍(矜)해서는 아니 되며, 행검은 벌(伐)해서는 아니 되고, 도량은 과(夸)해서는 아니 된다.

교만하고 자랑하며 뽐내고 과장하는 마음은 사심(邪心), 즉 간사한 마음이니, 겸손하지 못한 마음이 우리의 잠재능력을 맘껏 발휘하지 못하게 하는 것이다.

군자와 소인배가 어찌 태어날 때부터 정해져 있는 것이랴.

▶ **丹書曰 敬勝怠者吉 怠勝敬者滅**
　단 서 왈 경 승 태 자 길 태 승 경 자 멸

간사한 마음은 자신을 치켜세우는 마음이고, 겸손한 마음은 스스로를 낮추는 마음이다.

화살표의 방향으로 말하면 간사한 마음은 ↑이고 겸손한 마음은 ↓이다.

※ 이는 승강완속에서의 방향성과는 다른 것이니 오해하지 말길 바란다.

* 항시 겸손할 것!

③ 베풀어라

머리에는 식견(識見)이 있고, 어깨에는 위의(威儀)가 있으며, 허리에는 재간(才幹)이 있고, 엉덩이엔 방략(方略)이 있다. 이 또한 선천적으로 부여 받은 위대한 재능인 것이다.

식견은 천(擅)해서는 아니 되고, 위의는 치(侈)해서는 아니 되며, 재간은 라(懶)해서는 아니 되고, 방략은 욕(慾)해서는 아니 된다.

멋대로 하고, 사치하고, 게으르고, 욕심내는 마음은 태심(怠心) 즉 게으른 마음이니, 베풀려는 마음이 부족하여 우리의 잠재능력을 맘껏 발휘하지 못하게 되는 것이다.

군자와 소인배가 어찌 태어날 때부터 정해져 있는 것이랴.

> ▶ **義勝欲者從　欲勝義者凶**
> 　의승욕자종　욕승의자흉

게으른 마음은 자신만을 위하는 마음이고, 베푸는 마음은 모두를 위하는 마음이다.

화살표의 방향으로 말하면 게으른 마음은 ⇨ 베푸는 마음은 ⇖이다.

※ 이는 승강완속에서의 방향성과는 다른 것이니 오해하지

말길 바란다.

＊ 항시 베풀어라!

4. 존기심 책기심(存其心 責其心)

그 마음을 보존한다는 것은 그 마음을 따져 밝히는 것이니, 마음의 밝고 어두움은 비록 스스로 그러한 것 같지만, 따져 밝히면 맑고, 따져 밝히지 않으면 탁하다.

말[馬]의 마음의 깨달음이 소[牛]보다 뛰어난 것은 말의 따져 밝히는 마음이 소보다 민첩하기 때문이다. 매의 기세가 솔개보다 맹렬한 것은 매의 따져 밝히는 기운이 솔개보다 맹렬하기 때문이다.

마음의 청탁(淸濁)과 기개와 도량의 강하고 약함은 소, 말, 매, 솔개에 있어서도 그 이치로써 미루어 보면 그렇거늘. 하물며 사람에서는 어떠하겠는가? 혹 서로 두 배 혹은 다섯 배가 되거나 혹은 천만 배가 되기도 하지만 어찌 그 태어나면서 문득 얻어지거나, 멍청하게 생각하지 않으면서 그대로 앉아 저절로 이르는 것이겠는가!

* 간사한 마음과 게으른 마음을 크게 꾸짖어 항시 공경심(恭敬心)과 이타심(利他心)을 보존하고 길러야 할 것이다. 그리하면 비로소 수세보원(壽世保元)하게 될 것이니.

지월(指月)이란 고사가 말해주듯, 달을 가리키는 손가락이 누구의 손가락인지는 중요하지 않다.
그것이 진리를 전해줄 수 있는 말이라면.

동의수세보원에 기록된 것을 근거로 체질별 약재를 분류해 보겠습니다.

① 소음인 약재

소음인은 화(火)의 기운이 가득하다.
시장이나 마트에서 흔히 접할 수 있는 약재들은 대부분 소음인 약재에 속한다.

황기, 인삼, 당귀, 감초, 생강, 대추, 육계(계피), 하수오, 진피(귤피), 창출, 총백(파뿌리), 산사, 꿀, 부자 등

익숙한 이름들이 보이는가?
만약 소음인의 비율이 20%가 아니라 50%에 육박했더라면
이러한 약재들만으로도 치료되는 환자의 수가 많았을 거라 생각해본다.
소음인의 약재인 인삼으로 만든 홍삼의 연간 판매량이 1조 원이 넘는다고 한다.
하지만 우리는 얼마나 더 건강해졌는가?
의료비의 지출이 그만큼 줄어들었는가?

소음인의 약재들로 다른 체질의 사람들이 건강해지길 바라는 모습이 참으로 어리석지 않은가?

마지막에 쓰인 부자라는 약재는 성질이 아주 뜨거운 약재로 사약의 재료로 사용되었다.
하지만 소음인 죄인에게 부자가 들어간 사약이 내려졌다면, 사형선고를 받고 긴장되고 불안했던 마음이 점차 안정이 되고 쇠약해진 기력을 회복하는 웃지 못할 일이 벌어졌을지도 모를 일이다.

② 소양인 약재

소양인은 수(水)의 기운이 가득하다.

생지황, 숙지황, 산수유, 복령, 차전자, 박하, 고삼, 구기자, 복분자, 치자 등

경옥고에 들어가는 약재 중에서 가장 많은 비중을 차지하는 것이 바로 지황과 복령이다.
소양인에게 더욱 우수한 효과를 보이지 않을까 생각한다.

③ 태음인 약재

태음인은 목(木)의 기운이 가득하다.

의이인(율무), 건율(밤), 나복자(무우씨), 오미자, 맥문동, 길경(도라지), 갈근(칡), 산약(마), 감국, 행인(살구씨), 녹용, 사향, 제조(굼벵이) 등

여기도 익숙한 이름들이 보일것이다.
기침 감기에 도라지차를 끓였다면 태음인에게 좋을 것이다. 소음인이라면 생강차가 나을 것이다. 소양인은 페퍼민트, 박하차.

④ 태양인 약재

태양인은 금(金)의 기운이 가득하다.

오가피, 송절, 모과, 모시조개, 붕어, 메밀 등

체질별 음식 궁합

체질	특징	이로운 음식		해로운 음식
소음인	비위가 약해서 소화 장애가 발생하기 쉬운 체질이다. 소화가 잘 되고, 따뜻한 성질의 음식이 적합하다. 음식을 조리할 때 기름을 많이 넣거나 밋밋하게 조리하지 말고, 자극성·방향성 있는 조미료를 적절히 사용하면 식욕을 높이고 소화에 도움이 된다.	곡류	찹쌀, 좁쌀, 차조, 흑미, 옥수수.	소화가 잘 안 되는 중후한 음식, 지방질이 많은 음식, 찬 성질의 음식, 돼지고기, 냉면, 수박, 참외, 우유, 계란, 오징어, 밀가루 음식, 라면, 보리, 빙과류, 생맥주, 녹두 등.
		과일류 채소류	감자, 시금치, 양배추, 미나리, 쑥갓, 냉이, 팥, 마늘, 생강, 고추, 겨자, 후추, 양파, 아욱, 부추, 사과, 귤, 토마토, 복숭아, 대추.	
		해조류 어패류	김, 명태, 조기, 도미, 멸치, 미꾸라지, 고등어, 뱀장어, 메기.	
		육류	닭고기, 개고기, 노루고기, 참새, 염소고기, 양고기.	
		기타	벌꿀, 뱀, 카레, 계란, 겨자.	
소양인	비위(소화기관)에 열이 많은 체질이다. 맵고 더운 음식을 좋아하지 않는다. 비교적 싱싱하면서 찬 음식이나 채소류·해물류가 적합하다. 음기가 쉽게 허해지므로, 보음할 수 있는 음식이 좋다.	곡류	보리, 팥, 녹두, 참깨.	자극성·방향성이 강한 음식, 맵고 더운 음식, 고추, 생강, 마늘, 파, 후추, 카레, 닭고기, 개고기, 염소고기, 꿀, 우유 등.
		과일류 채소류	배추, 오이, 가지, 우엉, 호박, 죽순, 수박, 참외, 딸기, 산딸기, 바나나, 파인애플.	
		해조류 어패류	생굴, 해삼, 전복, 새우, 게, 잉어, 가자미.	
		육류	돼지고기.	
		기타	참기름, 생맥주, 빙과류.	
태음인	기골이 장대하고, 위장 기능이 원활하다. 식성이 좋고 음식을 잘 먹는 체질이다. 동·식물성 단백질이나 칼로리가 높은 음식이 좋은 것으로 알려졌습니다. 반면 상대적으로 상체가 허약해서 호흡기·순환기 계통 질환에 취약하다.	곡류	밀, 밀가루, 콩, 율무, 기장, 수수, 현미	자극성이 강한 음식, 지방질이 너무 많은 음식, 맵고 더운 음식, 닭고기, 돼지고기, 개고기, 마늘, 생강, 후추, 꿀, 계란, 사과, 커피 등.
		과일류 채소류	고구마, 땅콩, 들깨, 무, 당근, 도라지, 고사리, 연근, 마, 버섯, 토란, 마늘, 콩나물, 밤, 잣, 호두, 은행, 배, 살구, 매실, 자두.	
		해조류 어패류	명태, 조기, 명란, 청어, 대구, 상어, 갈치, 홍어, 뱀장어, 미역, 다시마, 김, 해조류.	
		육류	소고기, 흑염소, 양.	
		기타	설탕, 두부, 우유, 치즈, 버터.	
태양인	더운 음식보다 생식이나 냉한 음식이 좋다. 특히 담백하고 지방질이 적은 해물류나 채소류가 좋다.	곡류	조, 메밀(냉면).	맵거나 뜨거운 음식, 지방질이 많고 중후한 음식.
		과일류 채소류	포도, 머루, 다래, 감, 모과, 순채나물.	
		해조류 어패류	새우, 조개류, 게, 전복, 해삼, 붕어, 문어, 오징어, 조개류, 게류.	
		육류	고래고기.	
		기타	솔잎, 송화가루.	

맺음말

왜 체질을 알아야하는가?

체질마다 체형이 다르고 성향이 다르다고 말씀드렸습니다.

소양인은 텐션이 높지만 소음인은 텐션이 낮고 태음인은 안정성을 추구하지만 소양인은 위험을 오히려 즐기는 편이죠.

누가 옳고 누가 그른지를 따지는 것은 무의미합니다. 그저 각자가 추구하는 바가 다를 뿐이고 저마다 자신만의 방식으로 최선을 다하고 있는 거니까요.

서로의 체질이 다르고 서로 옳다고 생각하는 바가 다름을 인정하고 존중한다면 불필요한 다툼과 갈등이 줄어들 거라고 확신합니다.

부모 자식 간에 스승과 제자 간에 친구 동료 간에 부부와 형제 간에 서로의 체질이 무엇인지 알고 서로가 다름을 인지한다면 관계가 더욱 원만해 질 것입니다.

체질에 대한 개략적인 이야기들만 나누어 보았습니다.

어쩌면 사상의학이라는 거대한 산을 오르는 첫걸음에 불과한 내용일 수 있습니다.

하지만 이러한 한걸음이 위대한 여정을 시작하게 하고 그들에게 좋은 이정표가 될 수 있기를 희망하는 바입니다.

우리 모두 파이팅입니다!!

감사합니다.

이것이 체질이다

초판인쇄 | 2022년 2월 20일
초판발행 | 2022년 2월 25일
지 은 이 | 김찬우

발 행 인 | 이웅현
발 행 처 | 부카
편집 · 디자인 | 부카
출판등록 | 제25100-2017-000006호
　　　　　대구광역시 달서구 문화회관길 165, 대구출판산업지원센터 408호
　　　　　전화_ 053-423-1912　　팩스_ 053-639-1912
　　　　　이메일_ bookaa@hanmail.net

ⓒ ISBN 979-11-89045-98-2

・이 책의 내용은 저작권법의 보호를 받는 저작물이므로 무단전재와 복제를 금합니다.
・잘못 만들어진 책은 구입처에서 바꿔 드립니다.